# 歯科衛生士ブックレット Vol.4

## 「なにか変？」に気づけるようになる
## 口腔粘膜疾患識別ガイド

片倉 朗　菅原圭亮

クインテッセンス出版株式会社　2021

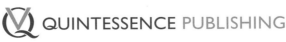

QUINTESSENCE PUBLISHING

Berlin | Chicago | Tokyo
Barcelona | London | Milan | Mexico City | Moscow | Paris | Prague | Seoul | Warsaw
Beijing | Istanbul | Sao Paulo | Zagreb

# はじめに

## 口腔粘膜疾患を早期に発見するために

　2019年初めに芸能人の方がStage Ⅳの舌癌を公表し、世間の人びとにも広く「口腔がん」「口腔扁平上皮癌」「頸部リンパ節転移」という言葉が浸透しました。超高齢社会を迎えたわが国において他臓器のがんと同様に口腔がんの患者は年々増加傾向にありましたが、まだまだ一般的には聞き馴染みのない疾患であったことをわれわれ歯科医療従事者は実感したと思います。

　口腔がんの特徴は、いまだ認知度が低いことに加えて、歯科医院で発見されることが多い、進行してから治療機関を受診することが多い、治療により摂食嚥下、構音など社会生活を営むうえで重要な臓器が損なわれることがあげられます。口腔がんの罹患率は、全臓器のうち11〜14番目で全体の1〜3％です。50歳以上が好発年齢ですが、2000年以降は若年者と女性が増加しています。

　口腔がんの病期別の5年生存率は、再建術を要するような進展例であるStage Ⅲで65.5％、Stage Ⅳで38％といわれており、まだまだ生存率が低い疾患なのです。また、前述の芸能人の方のように、約15％の口腔扁平上皮癌患者で、「重複癌」といわれる主に上部消化管（食道・胃）に癌が生じているのです。そのため、早期発見・早期治療が治癒率の向上のためにはもっとも重要です。つまり、「いかに早く見つけるか」です。

　口腔粘膜がさまざまな刺激を受け段階的にがん化していくので、「昨日まで正常で、今日からがん」ということはないのです。

　歯科衛生士の皆さんの職務である歯科予防処置は、う蝕や歯周疾患だけにとどまらず、疑わしい口腔粘膜疾患を早期にキャッチして、しかるべき診察・検査を受けるように患者さんを導くことも含まれると考えます。

　口腔粘膜疾患の早期発見には、①口腔を隅々まで観察する、②正常と違う状態を発見する、③診断にこだわらない、が重要なポイントです。

　本書では、さまざまな口腔粘膜疾患や発がんメカニズムなど、患者さんへの説明や指導の裏付けとなる内容やたくさんの症例写真をお示ししながら、歯科衛生士の皆さんが明日の診療から使える「口腔粘膜の診方」について解説したいと思います。

東京歯科大学口腔病態外科学講座 教授　片倉 朗

東京歯科大学口腔病態外科学講座 講師　菅原圭亮

# CONTENTS

巻末付録　口腔粘膜疾患識別シート

＊本書では、上皮細胞に由来する悪性腫瘍（上皮性悪性腫瘍）を指す場合は「癌」とし、上皮性および非上皮性悪性
腫瘍（肉腫）を指す場合は「がん」と表記する。口腔には癌腫も肉腫も発生するため、総称して「口腔がん」とする。

# 口腔粘膜疾患を
# 4色で知る

患者さんを定期的にみる歯科衛生士こそ、口腔粘膜疾患など
口腔内の変化にいち早く気づくことが大切です。「口腔粘膜を診る眼」を持つには、
まずは知ること。本項では、代表的な口腔粘膜疾患を色ごとに分類し、
豊富な写真とともに特徴を徹底紹介します!

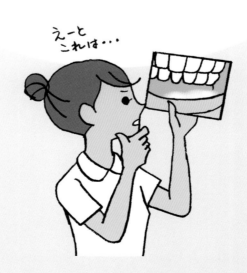

えーと
これは・・・

# 歯科衛生士が口腔粘膜を診るべきワケ

　皆さんは、日頃の診療において、患者さんの口腔粘膜も診ていますか？　う蝕や歯周病など、歯や歯周組織を観察することが歯科衛生士の責務であることはもちろんですが、少し視野を広げ、口腔粘膜の異常を見つけることも重要です。口腔粘膜の異常、すなわち口腔粘膜疾患のなかには、最悪の場合、患者さんの生死にもかかわるものや、全身疾患との関連性が疑わしいものがあるためです。それらを早期にキャッチして、しかるべき診察・検査を受けるように患者さんを導くこと、そして疾患の発症、進行を未然に防ぐことも、歯科衛生士の職務である歯科予防処置の一部だと考えます。

　口腔粘膜疾患のなかには、がんが高頻度に発生する可能性のある前がん病変もあります。口腔がんの罹患率は、すべてのがんのうち11〜14番目で1〜3%ですが、以前に比べると男女ともに増加傾向にあります[1]。好発年齢は50歳以上ですが、2000年以降は若年者と女性が増加しています[2,3]。

　摂食や嚥下、構音など、生活をするうえで重要な器官である口腔を守るのは、定期的に患者さんの口腔内を診る歯科衛生士の観察力にかかっているといっても過言ではありません。

　まずは、「どのような口腔粘膜疾患があるのか」を色分けしながら解説していきます。

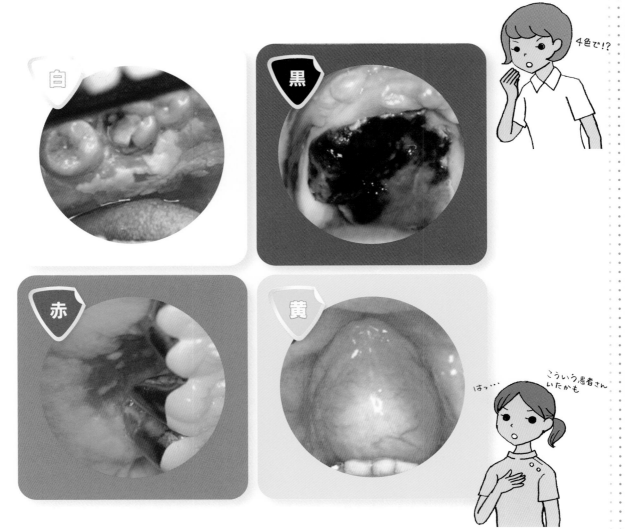

〈引用文献〉
1．厚生労働省．令和元年（2019）人口動態統計月報年計（概数）の概況．https://www.mhlw.go.jp/toukei/saikin/hw/jinkou/geppo/nengai19/dl/gaikyouR1.pdf（2020年12月9日アクセス）
2．国立がん研究センター．がん情報サービス．罹患データ（全国推計値）．http://ganjoho.jp/reg_stat/statistics/dl/index.html#mortality（2020年12月17日アクセス）
3．森川貴迪，太尾英子，船越彩子，岩本昌士，別所央城，薬師寺 孝，野村武史，高野伸夫，柴原孝彦．当科における若年者口腔癌25年間の臨床統計的検討．日口外誌2016；62（4）：144-150．

# 口腔粘膜ってなんだっけ？

粘膜疾患を知る前に、まずは口腔粘膜の構造や特徴について理解を深めましょう。

## おさえておきたい口腔粘膜ABC

### 口腔粘膜は
### からだの状態を映し出す鏡

漢方医学に「舌診」という言葉があるように、口腔粘膜はからだの状態を反映する部位です。全身的な病気の症状や薬の副作用が口腔内に初発症状として現れることもあります。

口腔はからだの中で唯一直視できる臓器です。したがって口腔粘膜の変化を見分けて、病変が口腔に限局した原因で起こっているのか、あるいは全身的な問題や薬の影響によるものかを予見する知識も必要です。

### 機能の低下により
### 罹患リスクもアップ

加齢が進むと、口腔粘膜は免疫機能が低下し、また、その再生力も低下します。さらに高齢者においては、手指が動かしにくくなり、ブラッシングが不十分になるなど口腔衛生の自己管理能力が下がったり、唾液分泌量が低下することなど、口腔環境が悪化します。それにより、口腔粘膜は、がんなどさまざまな病気が発生しやすい状況に陥ってしまいます。

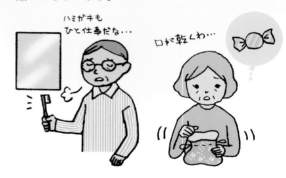

### 口腔粘膜の役割

口腔内を被覆する口腔粘膜には、①細菌などの侵入を防ぐ、②下部組織からの体液の流出を防ぐ、③感覚器官として痛覚、触覚、温度覚を伝える、④粘膜下組織の細胞に情報を伝達し、免疫的防御機能を担うなどのはたらきがあります。

細菌の侵入、
体液の流出を防ぐ

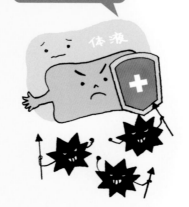

正常な粘膜は……

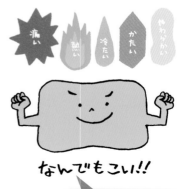

なんでもこい!!

痛みなどの触感、
温度を伝える

# 歯以外は、どこも口腔粘膜！

口唇も、舌も、歯肉だって、口腔内のほとんどは、
実は口腔粘膜なのです。

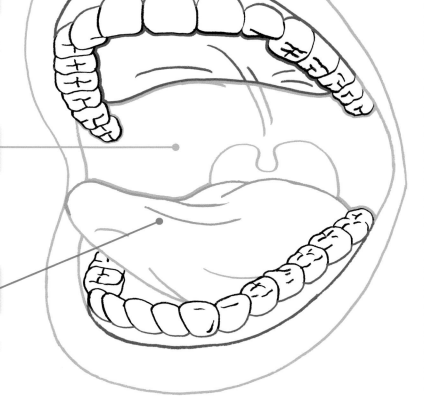

**硬口蓋、歯肉** ▶ **咀嚼粘膜**

角化細胞層が厚く、咀嚼による物理的な刺激に耐えられる。粘膜下層がなく、粘膜上皮が骨膜を介して骨と直接結合した、非可動部の粘膜。

**口唇、頬粘膜、舌下面、軟口蓋** ▶ **被覆粘膜**

角化細胞層が薄い。骨に付着していない可動部の粘膜。筋組織を被覆し、柔軟で咀嚼運動に順応できる。

**舌背部** ▶ **特殊粘膜**

舌背を覆う粘膜で、上皮、結合組織が突出した糸状乳頭、茸状乳頭、葉状乳頭、有郭乳頭の4つの乳頭がある。味蕾（食べ物の味を感じる器官）があり、感覚機能を持つ。

## 口腔粘膜の構造は、どうなっている？

　口腔粘膜の基本的な構造は皮膚と同じです。皮膚は大きくわけると、いちばん外側にある表皮と、その下にある真皮、皮下組織から成りますが、口腔粘膜もいちばん外側にある粘膜上皮と、その下にある粘膜下組織から成ります。部位により多少構造が異なり、上記のとおり、咀嚼粘膜、被覆粘膜、特殊粘膜の3種類に分類されます。

　さらに粘膜上皮は4つの層（角化細胞層、顆粒細胞層、有棘細胞層、基底細胞層）から成っており、粘膜下組織は皮膚の真皮とくらべて膠原線維や弾性線維が細くなっています。皮膚では汗腺や毛根が存在しますが、口腔粘膜にはなく、上皮の下に唾液腺があります。

### 図1 口腔粘膜組織

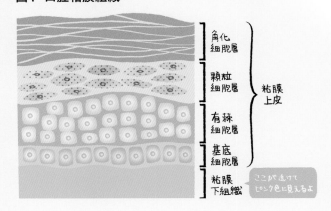

## Part 2

色別分類！

# 口腔粘膜疾患データベース

口腔粘膜を診る時の基本は「色」です。
ここからは、代表的な口腔粘膜疾患を色ごとに分類して紹介します。

## 口腔粘膜疾患は4色に分類できる！

　歯科医院でよくみられる粘膜疾患には何があるのでしょうか。口腔粘膜の診方の基本は「色」です。正常な口腔粘膜の色は皆さんもご存じのように「ピンク」ですが、口腔粘膜疾患は「白」、「赤」、「黒」、「黄」の4色に分類することができます。

　ここからは、それらの疾患がどのような色なのかも合わせて、くわしく解説していきましょう。疾患を見つけたら、まずは歯科医師に報告することです。そのためにも、疾患の特徴をしっかり把握しましょう。

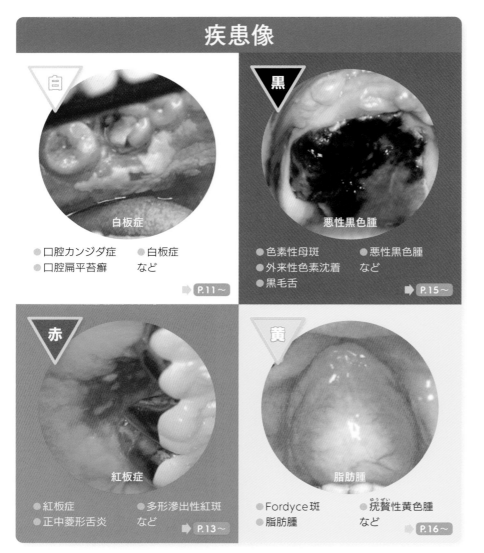

疾患像

白
白板症

●口腔カンジダ症　　●白板症
●口腔扁平苔癬　　　など
➡ P.11〜

黒
悪性黒色腫

●色素性母斑　　　　●悪性黒色腫
●外来性色素沈着　　など
●黒毛舌
➡ P.15〜

赤
紅板症

●紅板症　　　　　　●多形滲出性紅斑
●正中菱形舌炎　　　など
➡ P.13〜

黄
脂肪腫

●Fordyce斑　　　　●疣贅性黄色腫
●脂肪腫　　　　　　など
➡ P.16〜

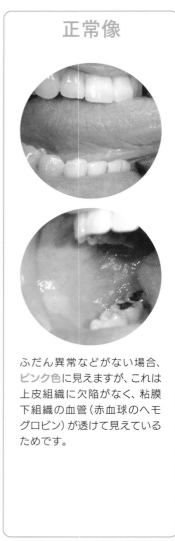

正常像

ふだん異常などがない場合、ピンク色に見えますが、これは上皮組織に欠陥がなく、粘膜下組織の血管（赤血球のヘモグロビン）が透けて見えているためです。

# ▽ 白色病変

● 上皮の細胞に異常が生じると、角化細胞層や有棘細胞層が厚くなり、本来、14日間で剥がれ落ちる細胞が残ってしまいます。それにより、粘膜下組織の血管（ピンク色）が透けて見えず、粘膜面に当たった可視光線が乱反射し、白色病変として観察されます。
● おもな疾患として、口腔カンジダ症や口腔扁平苔癬、白板症などがあります。

---

## 口腔カンジダ症（こうくうしょう）

| 好発部位 | 頬粘膜、口蓋、舌 | 所見 | 灰白色や乳白色の点状、線状、斑紋状（まだら）の白苔がみられる |

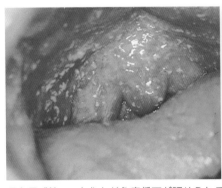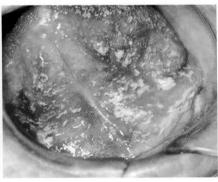

日和見感染で、老化など免疫低下が認められる状態で発症しやすいのが特徴です。ガーゼなどで簡単に拭い取ることができますが、除去後、粘膜に発赤、びらんが現れることがあります。

| 発症しやすい対象 | 高齢者や要介護者、がん患者、乳幼児、妊婦など |
| 原因 | 免疫力低下により口腔内に常在する真菌「カンジダ菌」が病原体となる |
| 自覚症状 | 粘膜のザラザラ感、味覚異常、痛みなど |
| 注意すべきこと | 長く続く場合、カンジダ性口角炎 |
| 治療法 | 口腔内清掃、真菌培養検査後、抗真菌薬（ミコナゾールなど）の使用 |

---

**前がん状態 ⚠**

## 口腔扁平苔癬（こうくうへんぺいたいせん）

| 好発部位 | 頬粘膜から歯肉頬移行部 | 所見 | 網状の白斑と発赤がみられ、局所的に炎症性変化と角化の亢進を認める |

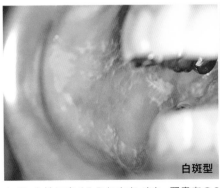白斑型　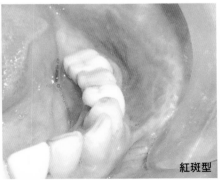紅斑型

とくに女性に多くみられます。また、罹患者の8〜24％がHCV（C型肝炎ウイルス）陽性との報告もあります。白色病変が主要な部分を占める「白斑型」と紅色病変が主要な部分を占める「紅斑型」の2つに分類されます。

| 発症しやすい対象 | 後期高齢者、口腔内清掃不良者、金属アレルギー患者など |
| 原因 | 原因は不明だが、歯科用金属アレルギーや遺伝的素因、ストレスなどの関与が考えられている |
| 自覚症状 | 食べ物がしみたり、触れると痛むなどの接触痛や、口腔の荒れ、味覚異常など |
| 注意すべきこと | 口腔がん、HCV（C型肝炎ウイルス）陽性 |
| 治療法 | ●歯科用金属アレルギーを疑う場合は補綴装置の除去 ●口腔内の清潔を保持・経過観察し、必要であれば副腎皮質ステロイド軟膏の塗布 |

# 白板症
はくばんしょう

| 好発部位 | 舌、頬粘膜、歯肉 | 所見 | 表面に除去できない白斑がみられる。形状は均一型と非均一型のものがある |
|---|---|---|---|

## ⠿ 均一型

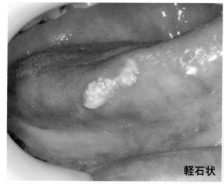

軽石状

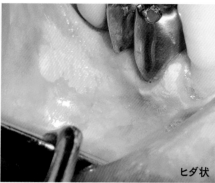

ヒダ状

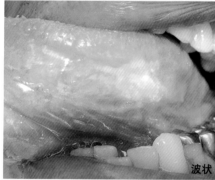

波状

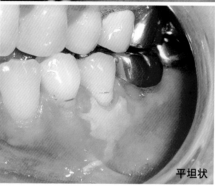

平坦状

| 発症しやすい対象 | 飲酒、喫煙者、中年期以降の男性など |
|---|---|
| 原因 | 原因は不明だが、飲酒や喫煙、歯あるいは不適合補綴装置による機械的刺激が関与するとされている |
| 自覚症状 | 粘膜のザラつきや白斑を感じることもあるが、痛みなどがなく、無自覚な場合が多い |
| 注意すべきこと | 口腔がん |
| 治療法 | ●飲酒・喫煙などの生活指導および不良補綴装置や歯牙鋭縁がある場合は、その刺激の除去<br>●1〜2週間経過しても病変が消失しない場合は切除<br>●非均一型の場合、がんに準じた切除 |

口腔カンジダ症とは異なり、摩擦によって除去できない白斑が特徴で、他のいかなる診断可能な疾患にも分類できない疾患です。長期経過において5％ががん化するとされており、均一型にくらべ、非均一型のほうが、がん化率が高いといわれています。また、舌に発症すると、他部位よりがん化率が高く要注意です。

## ⠿ 非均一型

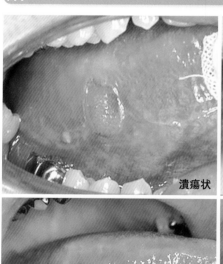

潰瘍状

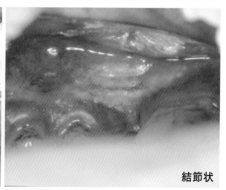

結節状

紅板白板症

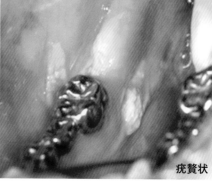

疣贅状

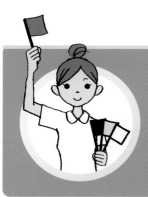

## ▽ 赤 赤色病変

- 紅斑は盛り上がりのない赤い色の変化のことで、多くは毛細血管の炎症、充血によって赤く見えます。
- おもな疾患として、紅板症、正中菱形舌炎、多形滲出性紅斑などがあります。

### ⚠ 前がん病変

| 紅板症（こうばんしょう） | 好発部位 | 舌、歯肉、口底、頬粘膜 | 所見 | 限られた部位に境界明瞭な紅斑がみられる |

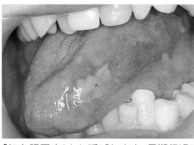
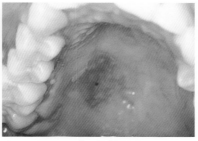

「紅色肥厚症」とも呼ばれます。長期経過において50％のがん化率とされており、悪性化の頻度は口腔粘膜疾患のなかでもっとも高く、注意が必要な疾患です。

| 発症しやすい対象 | 60歳以上 |
|---|---|
| 原因 | 「臨床的、病理組織学的に他のあらゆる疾患の特徴にも該当しない燃えるような紅色斑」と定義され、原因不明 |
| 自覚症状 | 食べ物がしみる、触れると痛むなどの接触痛をともなうことがある |
| 注意すべきこと | 口腔がん |
| 治療法 | がんに準じた切除 |

---

| 正中菱形舌炎（せいちゅうりょうけいぜつえん） | 好発部位 | 舌背中央 | 所見 | 舌背中央部にある分界溝前方に、菱形の赤みを帯びた斑もしくは結節としてみられる |

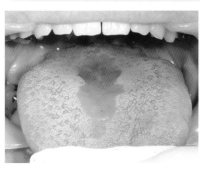

これまでは胎生期の舌の形成過程で退縮すべき無対結節が残存した発育異常といわれてきましたが、近年は萎縮性カンジダ症、紅斑性カンジダ症が原因だと指摘されています。

| 発症しやすい対象 | 中年以降の男性 |
|---|---|
| 原因 | 萎縮性または、紅斑性カンジダ症 |
| 自覚症状 | ほぼないが、二次的に炎症が生じると痛みをともなう |
| 注意すべきこと | 特になし |
| 治療法 | 炎症の自覚症状がある場合は含嗽薬などで消炎。カンジダ菌が検出された場合は抗真菌薬を処方 |

---

| 多形滲出性紅斑（たけいしんしゅつせいこうはん） | 好発部位 | 頬粘膜、口唇、舌、皮膚 | 所見 | 皮膚および粘膜（口腔粘膜を含む）に紅斑、びらん、水疱がみられる |

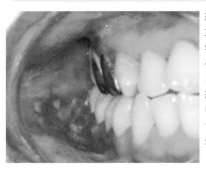

紅板症と似た所見ですが、高熱、全身倦怠感などをともなう点で異なります。薬物などによる症候性のものと、原因不明の特発性のものがあります。全身に発症して重症化すると発熱などをともない、結膜の充血やまぶたの腫れなども現れ、中毒性表皮壊死融解症、スティーブンス・ジョンソン症候群（Stevens-Johnson syndrome）と呼ばれます。

| 発症しやすい対象 | 特になし |
|---|---|
| 原因 | 単純疱疹ウイルス、肺炎マイコプラズマの感染や、抗菌薬や抗炎症薬などの薬物。原因不明の場合も |
| 自覚症状 | 高熱、全身倦怠感、咽頭痛、口腔粘膜の痛みなど |
| 注意すべきこと | 中毒性表皮壊死融解症、スティーブンス・ジョンソン症候群 |
| 治療法 | 皮膚科、内科と連携した治療 |

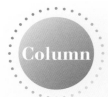

# Column 口腔がんに要注意！

粘膜疾患のなかでも、その重篤さから特に気をつけたいのが前がん病変です。
がん化する可能性のある疾患は、ここまで紹介した白色病変、赤色病変に多く、
とくに気をつけたい疾患名には「前がん状態」、「前がん病変」マークを付けました。
口腔がんの9割が口腔粘膜から始まっていると、知っていましたか？

## 見逃して、進行してしまったら……？

口腔がんは、口腔粘膜がさまざまな刺激を受け発症するわけですが、「昨日まで正常で、今日からがん」ということはありません。

口腔がんが発症し進展すれば、摂食嚥下機能、咀嚼機能、構音機能に障害をきたします。食べにくくなっ

たり、飲み込みにくくなったり、しゃべりにくくなったりするほか、容姿の変形もきたし、生存率にも大きく影響します。

口腔がんの病期別の5年生存率は一般的に、Stage I が98.1%、Stage II が73.7%、Stage III が65.5%、Stage IV が

38%といわれており[1]、進展例では生存率が低いのが特徴です。そのため、他臓器のがんにも増して、口腔がんでは早期発見・早期治療が治癒率の向上のためにはもっとも重要です。つまり、「いかに早く見つけるか」にかかっているのです。

## 口腔粘膜のどこにできやすい？

口腔がんの約90％は口腔粘膜を起源とするものです。好発部位は舌で、全体の約40％を占め、そのほとんどが舌縁部に発生します（図2）。舌尖や舌背にはほとんど発生しません。

次いで多い部位が歯肉で、約30％を占めます（図3）。上下顎ともに臼歯部歯肉に多く見られますが、下顎の発生率は上顎の約2倍です。歯肉は直下に骨が存在し、早期から顎骨に浸潤するという特徴があります。そのため、歯周疾患と誤診されやすく、歯周治療や抜歯後、治癒不全となり、がんとわかる場合もあります。そのような患者さんにおいては、外科的な侵襲が、がんの進行をより助長してしまいます。

**図2 舌縁部に発生した口腔がん**

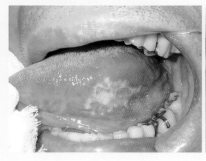 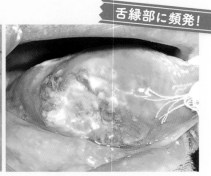

舌縁部に頻発！

**図3 歯肉に発生した口腔がん**

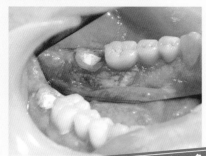

下顎臼歯部歯肉に多発！

〈引用文献〉
1.川上美夕喜, 池村邦男. 口腔の扁平上皮癌患者における多重癌5年生存率への影響. 日口科誌2004；53（1）：9-13.

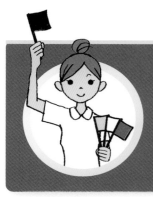

# 黒▽ 黒色病変

- メラニン色素など色素沈着により黒く見えます。
- おもに、びまん性の変化で色素性母斑、外来性色素沈着、黒毛舌がありますが、悪性黒色腫の場合があるので要注意です。また、アジソン病（Addison's disease）やポイツイェーガー症候群（Peutz-Jeghers syndrome）など、口腔内に色素性沈着がみられる全身疾患もあります。

---

## 色素性母斑 (しきそせいぼはん)

| 好発部位 | 硬口蓋、頬粘膜、口唇、歯肉 | 所見 | 境界明瞭な茶褐色の色素沈着がみられる |
| --- | --- | --- | --- |

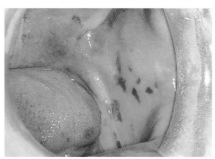

口腔粘膜でみられるのは稀ですが、いわゆる黒子（ほくろ）のことです。母斑細胞が増殖して生じた類円形の淡い褐色から黒褐色の境界明瞭な色素斑で、過誤腫的病変です。大きな母斑は生下時から、小さな母斑は後天的に生じることが多いです。悪性黒色腫や、全身疾患の一症状の場合もありますので、発見した時は歯科医師にすみやかに報告しましょう。

| | |
| --- | --- |
| 発症しやすい対象 | 10〜40歳代、女性 |
| 原因 | 粘膜にある母斑細胞の増生 |
| 自覚症状 | 患者自身が、口腔内を観察した際に気づくことがあるが、痛みや違和感などはない |
| 注意すべきこと | 悪性黒色腫（P.16）との鑑別 |
| 治療法 | 審美的な問題があれば歯科医師がレーザーなどで切除 |

---

## 外来性色素沈着 (がいらいせいしきそちんちゃく)

| 好発部位 | 歯肉、頬粘膜 | 所見 | 灰黒色や青紫色の着色がみられる |
| --- | --- | --- | --- |

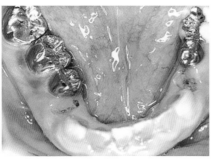

歯科治療で金属などを切削した際に出た細かい破片などの残留や、充填物、補綴装置の金属の溶出によって生じる沈着です。前歯部の歯肉などに発生し、審美的な問題がある時はレーザーなどで切除します。いわゆる刺青の状態でmetal tattooともいわれます。

| | |
| --- | --- |
| 発症しやすい対象 | 特になし |
| 原因 | 歯科用金属の細かい破片などの残留、充填物や補綴装置の金属の溶出 |
| 自覚症状 | 患者自身が、口腔内を観察した際に気づくことがあるが、痛みや違和感などはない |
| 注意すべきこと | 悪性黒色腫（P.16）との鑑別 |
| 治療法 | 審美的な問題があれば歯科医師がレーザーなどで切除 |

---

## 黒毛舌 (こくもうぜつ)

| 好発部位 | 舌背 | 所見 | 舌背の糸状乳頭が角化および肥厚し、毛が生えたようにみられる |
| --- | --- | --- | --- |

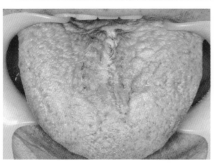

抗菌薬などの長期使用により、耐性菌が増殖する、菌交代現象が起こります。処方医に確認し、服用中の薬を変更・中止することにより改善が見込まれます。悪性黒色腫や、全身疾患の一症状の場合もありますので、発見した時は歯科医師にすみやかに報告しましょう。

| | |
| --- | --- |
| 発症しやすい対象 | 抗菌薬や副腎皮質ステロイド薬の長期服用者など |
| 原因 | 菌交代現象による口腔内細菌叢の変化 |
| 自覚症状 | 患者自身が、口腔内を観察した際に気づくことがあるが、痛みや違和感などはない |
| 注意すべきこと | 悪性黒色腫（P.16）との鑑別 |
| 治療法 | 基本的な口腔内清掃 |

## 悪性黒色腫 <sub>あくせいこくしょくしゅ</sub>

| | |
|---|---|
| **好発部位** | 硬口蓋 |
| **所見** | 腫瘤状、膨隆状の黒い隆起がみられる |

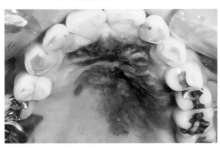

色素細胞に由来する悪性腫瘍で、潰瘍をともなうこともあります。リンパ行性、血行性転移により予後不良となります。その他の黒色病変と比較して黒が濃いものが多いです。いたずらに病変に触れてはいけませんので、発見した時は、すぐに歯科医師に報告しましょう。

| | |
|---|---|
| 発症しやすい対象 | 40歳以上の中年期 |
| 原因 | メラニン産出細胞の増殖 |
| 自覚症状 | 患者自身が舌で触れたり、口腔内を観察した際に気づくことがあるが、痛みや違和感などはない |
| 注意すべきこと | その他の黒色病変(P.15)との鑑別 |
| 治療法 | 医科と連携した外科療法、化学療法、放射線療法 |

## ▽黄 黄色病変

- 生体にはカロチノイド、ルテインと呼ばれる色素があり、これらは脂肪に溶けて存在することが多く、粘膜を通して黄色に見えます。
- おもにFordyce斑(皮脂腺)、脂肪腫のほか、きわめてまれである疣贅性黄色腫<sub>ゆうぜい</sub>などがあります。

## Fordyce斑 <sub>フォーダイスはん</sub>

| | |
|---|---|
| **好発部位** | 頬粘膜、口唇 |
| **所見** | 境界明瞭な黄色の点状の集まりがみられる |

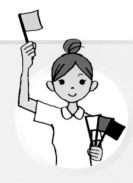

加齢とともに増加していく疾患です。病気ではありませんが、患者さん自身が発見し、不安をもち歯科医院を受診することがありますので、正しく説明することが必要です。

| | |
|---|---|
| 発症しやすい対象 | 思春期以降の男性 |
| 原因 | 皮脂腺の異所的な集積 |
| 自覚症状 | 患者自身が舌で触れたり、口腔内を観察した際に気づくことがあるが、痛みや違和感などはない |
| 注意すべきこと | 特になし |
| 治療法 | 治療の必要はない |

## 脂肪腫 <sub>しぼうしゅ</sub>

| | |
|---|---|
| **好発部位** | 頬粘膜、舌、口底 |
| **所見** | 皮膚、粘膜下に無痛性の腫脹がみられる。黄白色を呈することがある |

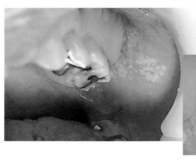

可動性があり、健常粘膜に覆われた軟らかい無痛性の腫瘤です。粘膜直下にあれば黄白色に見えます。脂肪腫は線維性被膜によって被覆されているので再発はまれです。

| | |
|---|---|
| 発症しやすい対象 | 特になし |
| 原因 | 分化した脂肪細胞の増殖 |
| 自覚症状 | 無痛性で症状はほとんどない |
| 注意すべきこと | 特になし |
| 治療法 | 病変が大きいなど口腔機能に支障をきたす場合は切除 |

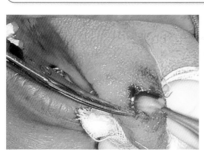

# 実践編

# 日常診療で
# 確実にとらえるコツ

ここからは、口腔粘膜疾患を見逃さないために、チェアサイドでの視診、
医療面接でチェックすべきことから歯科医師へ報告するまでのポイントをお教えします。
早期に「違和感」をキャッチすることで正確な診断につなげることができます。
ぜひ、今日からの診療に役立てていただければ幸いです。

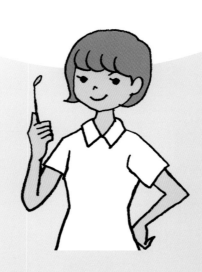

# 口腔粘膜疾患見落とし防止

　毎日の診療のなかで、口腔粘膜の異常を訴える患者さんは少なくありません。多くは擦過傷や口内炎で、時間の経過とともに自然治癒していく場合が多いですが、軽視してはなりません。

　歯科衛生士が的確に観察し、その内容を歯科医師に伝え、正確な診断につなげることが重要です。日ごろ、患者さんの口腔内を診る歯科衛生士こそ、「なにかおかしいな」「前回診たときと変わったな」という違和感や変化にいち早く気づくことができるでしょう。

　口腔粘膜の検査のポイントは、①主訴に惑わされない、②必ず目で確認する、③すべての口腔粘膜を通る観察コースを決める、④目視しにくい部位は意識的にチェックする、⑤「正常と違う状態」を探す、の5つです。

## ルール 1 主訴に惑わされない

　患者さんの主訴は、自覚症状があるもの、自分が見える範囲に現れたものに対する訴えが多いでしょう。しかし、痛みや違和感を感じない疾患や、自分ではなかなか見えにくい部分に疾患が隠れているかもしれません。

　患者さんからの「入れ歯が合わない」「入れ歯の裏が皮膚に当たって痛い」などという訴えの原因が、義歯ではなく、粘膜自体にあることもあります（**図4**）。主訴に惑わされず、口腔内検査の際は、必ず義歯を外して粘膜を診ましょう。

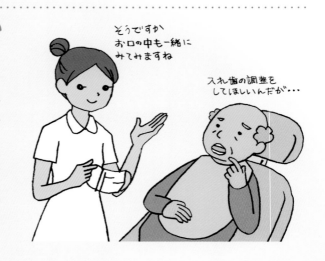

### 図4　義歯の下に隠れていた口腔がん

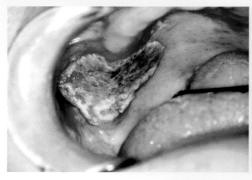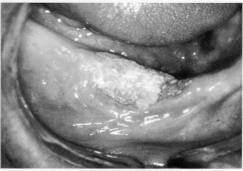

義歯の下に腫瘍が隠れていることがあり、放置されたことにより進行した状態で発見されることもある。

# マニュアル

疾患に気づくために、ふだん私たちが実践している方法をご紹介します。
これを、診療に組み込むことができるとよいでしょう。

## 必ず目で確認する

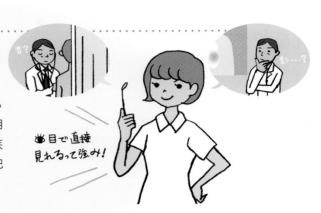

口腔粘膜は、直視可能なことが、ほかの臓器と異なる大きな特徴です。つまり、もっとも観察しやすく、早期発見、早期治療がしやすい部位ともいえるでしょう。疾患を見逃さず、色や形、大きさなど、現症をしっかり把握するのに視診は不可欠です。必ず行いましょう。

目で直接
見れるって強み!

## すべての口腔粘膜を通る観察コースを決める

好発部位である舌や歯肉だけでなく、硬口蓋、上唇、下唇、頬粘膜、軟口蓋、口底のすべての粘膜を診なければなりません。

口腔内の病変を見落とさないようにするためには、必ず自分のなかで「診察する順序を決める」ことが必要です。たとえば、右頬粘膜から右下顎頬側歯肉、下前歯部歯肉、下唇…の順番で診るなど、一筆書きで診る癖をつけておくとよいでしょう。

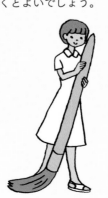

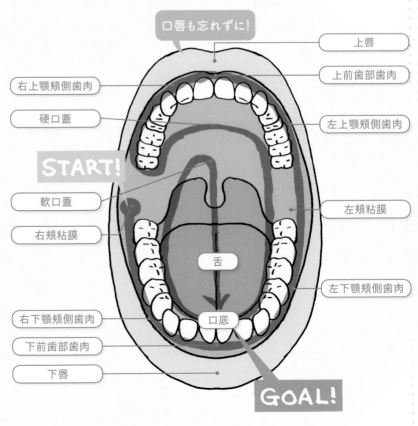

口唇も忘れずに!

右上顎頬側歯肉
硬口蓋
軟口蓋
右頬粘膜
右下顎頬側歯肉
下前歯部歯肉
下唇

上唇
上前歯部歯肉
左上顎頬側歯肉
左頬粘膜
左下顎頬側歯肉

START!
舌
口底
GOAL!

# 目視しにくい部位は意識的にチェックする

　視診できるとはいえ、口腔内の構造上、確認しにくい部位があります。その部位を把握しておき、観察時に意識できるとよいでしょう。とくに、舌縁部や軟口蓋、舌根部、下顎臼歯部舌側歯肉、上顎結節部は見落としやすい部位です。ミラーを使ったり、舌を圧排して、しっかり診るようにしましょう。

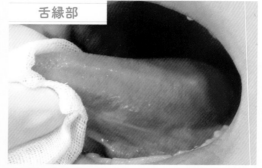
**舌縁部**
舌を診る際はガーゼを使い引っ張り出す。

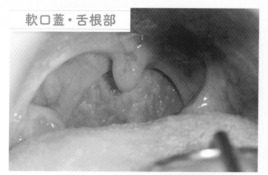
**軟口蓋・舌根部**
ミラーで舌を排除し、軟口蓋と舌根部も観察する。

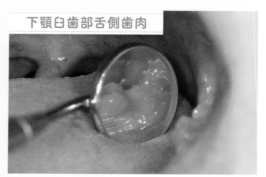
**下顎臼歯部舌側歯肉**
ミラーを使い、見落とさないようにする。

## Column

### セルフチェックも勧めよう!

　患者さんが歯科医院を訪れるのは、3ヵ月に一度など、ある程度期間があいていることがほとんどではないでしょうか。しかし、粘膜疾患のなかには前がん病変の可能性のあるものもあるため、早期発見が重要です。そこで、1ヵ月に1回など、患者さんご自身でもセルフチェックができるように指導するとよいでしょう（詳細はP.29参照）。

　ふだん、口腔内をまじまじと見る機会も少ないでしょうから、「歯磨きのあとに鏡の前で大きく口を開け、頬の内側や歯ぐきを観察してください。"あっかんべー"と舌を前に出し、左右の口角をなめるように動かして舌の粘膜の色や性状を観察しましょう」と一言添え、きっかけを作ってあげましょう。「ちょっと赤くなってるかも」「なかなか治らない口内炎みたいなものがある」などの小さな気づきが、粘膜疾患の早期発見につながることもあります。

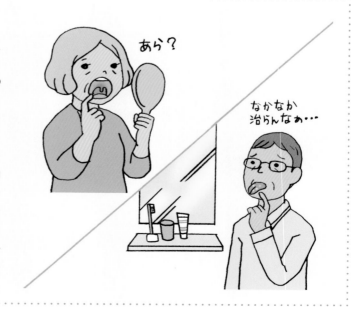
あら?
なかなか治らんなぁ…

# 「正常と違う状態」を探す

異常を見逃さないためには、正常像をしっかり把握しておくことです。粘膜の正常像は、粘膜の下にある毛細血管（赤血球のヘモグロビン）が透けて**ピンク色**にみえ、表面はつねに潤っている状態です。頭のなかにあるこれらの正常像と照合して、差がないかどうかという視点で検診します。

## 咀嚼粘膜

### 歯肉

骨に付着している付着歯肉、骨と付着していない遊離歯肉からなる。下顎舌側歯肉は観察しにくく、病変を見落としがちなので、ミラーで舌を圧排しながら診るとよい。

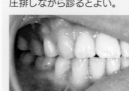

### 硬口蓋

口蓋の前方の $\frac{2}{3}$ を占める。正中部に切歯乳頭、左右に横口蓋ひだが認められる。

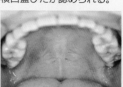

## 被覆粘膜

### 軟口蓋

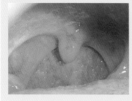

後端中央に口蓋垂、両側に口蓋扁桃がみられる。正中部に透過性がある場合、口腔粘膜疾患ではないが、粘膜下口蓋裂（粘膜の下で筋肉が切れて裂け、口腔と鼻腔がつながっている状態）が疑われる。

### 頬粘膜

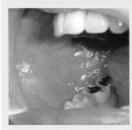

上顎第二大臼歯の歯冠の高さに耳下腺乳頭（耳下腺の開口部）がみられる。

### 舌下面

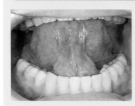

舌下静脈がみられる。血管がはちきれるように膨れ上がっている場合は高血圧症などの疾患が潜んでいる可能性がある。「上あご後方をなめてください」と指示すると観察しやすい。

### 口唇

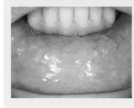

外面は顔面の皮膚と同じ構造で、内面は口腔粘膜で覆われている。下口唇は口内炎や粘液嚢胞がよく観察される。上口唇に腫瘤がある場合、唾液腺腫瘍の可能性が下口唇より高い。

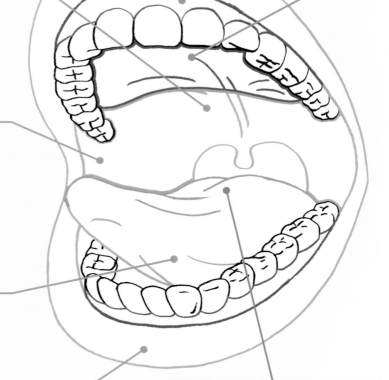

## 特殊粘膜

### 舌背部

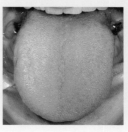

表面に糸状乳頭、茸状乳頭、葉状乳頭、有郭乳頭がみられる。葉状乳頭、有郭乳頭は、「がんではないか？」と相談を受けることもあるので、正常構造をよく理解しておくこと。

※各粘膜の特徴はP.9を参照。

# 正確な診断につながる検査のポイント

違和感や変化に気づいた際は、何に注目して、
どのような情報を得ておくべきなのかを把握しておきましょう。

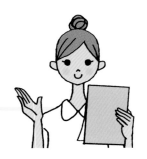

## 発見したら、なにを診る?

　口腔内を診るとき、う蝕や補綴装置の確認は言わずもがなですが、口腔粘膜疾患については、なにを診ればいいのでしょうか。診断の鍵を握るのは、色、形態、表面性状、大きさです。

　検査に際しても、知識編を参考に色を確認(P.10〜)した後は、形態と表面性状と大きさを診ていきます。原則として病変には触れないように検査を進めてください。スムーズな診断につなげるためにも、的確に情報を収集し、報告しましょう!

### 形態

　膨隆しているか、腫脹しているかなど、どのような形となって粘膜に表れているかを診ます。代表的なものとして、腫瘤状病変、丘状の病変、平坦な病変、凹んだ病変などがあります。

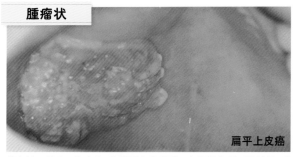

**腫瘤状**

扁平上皮癌

外向性に発育した病変。線維腫や脂肪腫は表面性状が平滑だが、乳頭腫や扁平上皮癌は粗造な腫瘤であることが多い。

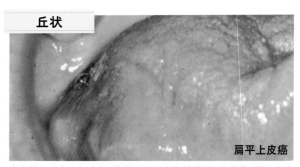

**丘状**

扁平上皮癌

内向性に発育した病変。粘膜の下の病変が腫脹した状態。扁平上皮癌の可能性もあるので、粘膜の色、患者の自覚症状と合わせて観察する必要がある。

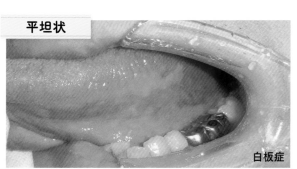

**平坦状**

白板症

膨隆は少なく、外向性に発育した病変。白色病変では表面性状が平滑か粗造かをしっかり観察する必要がある。粗造なものは上皮異形が強い場合が多い。

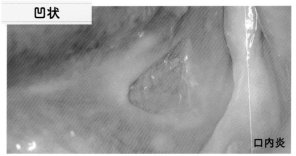

**凹状**

口内炎

内向性の病変。口内炎などがあげられる。凹みの周囲が膨隆したり硬結がある場合は、扁平上皮癌の可能性があるので注意する。

表面の状態を確認します。おもに平滑、粗造、偽膜形成、肉芽状などの状態がみられます。また、もう一つ重要なのは、病変と周囲の健常な粘膜との境が明瞭か、不明瞭となっているかです。境界が不明瞭な病変の場合、「悪性を疑え」というサインになります。

**平滑**

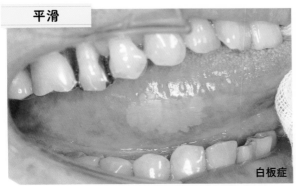

白板症

表面性状が滑沢で凹凸の少ない病変。角化病変や粘膜異常のない腫瘤性病変がある。

**粗造**

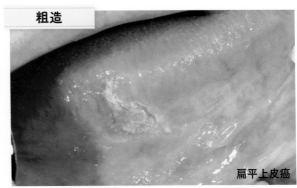

扁平上皮癌

びらんなどの表面性状が粗造な病変。発赤や痛みがみられる場合、扁平上皮癌の可能性があるので注意が必要。角化病変も粗造で不均一の場合は注意。

**偽膜形成**

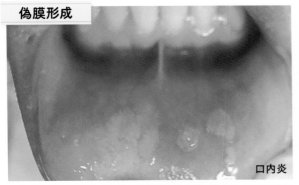

口内炎

口内炎などの病変で、偽膜には線維素、赤血球、好中球、細胞破壊物が含まれる。歯肉縁に偽膜性潰瘍を認め、体調不良の場合、壊死性潰瘍性歯肉炎の可能性があるので、いたずらに触診してはいけない。

**肉芽状**

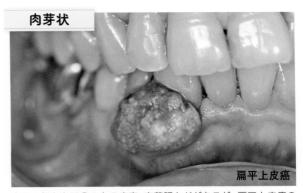

扁平上皮癌

表面に細かな凹凸のある病変。肉芽腫などがあるが、扁平上皮癌の可能性もある。

**病変の大きさ**

大きさは、粟粒大、小豆大、大豆大、小指頭大、母指頭大、鶏卵大などで表現しますが、より正確に把握するためにも計測可能な部位は定規などで長径、短径を計測し記録しましょう。特に白板症（P.12参照）において多発性、広範囲の病変はがん化率が高いので注意が必要です。

また、進行のようすなどを把握するためにも、写真で記録しておくことがたいへん重要です。

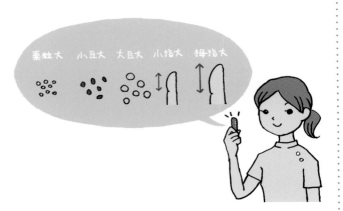

粟粒大　小豆大　大豆大　小指大　拇指大

# 粘膜疾患視診 10本ノック!

粘膜疾患の状態を見極めるには、ある程度の慣れが必要とも言え、多くの粘膜を診ることが大切です。ここでは10本ノックとして、10枚の口腔内写真をみてみましょう。

それぞれの粘膜疾患が、どんな形か、どんな表面性状か、境界が明瞭か不明瞭か、ここまで読んだ皆さんなら、もうおわかりですね？　口腔粘膜を診る眼を鍛えましょう!

〈問〉
写真から、①形態、②表面性状、③明瞭／不明瞭についてそれぞれ報告せよ。

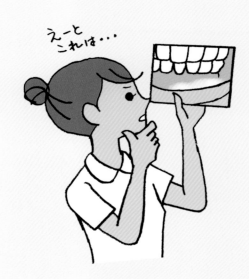

えーと
これは…

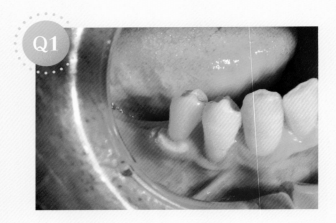

Q1

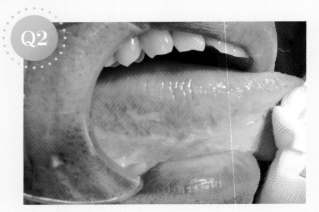

Q2

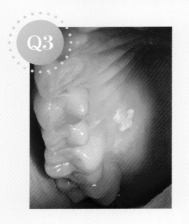

Q3

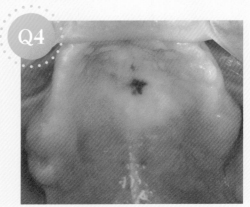

Q4

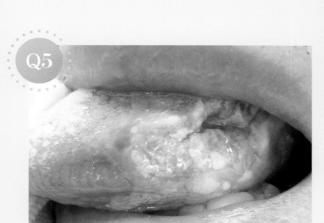

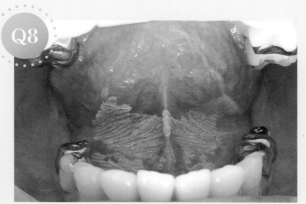

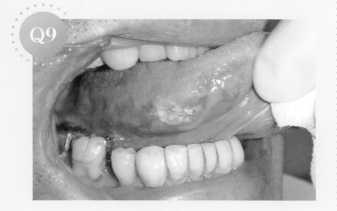

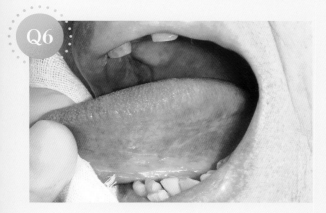

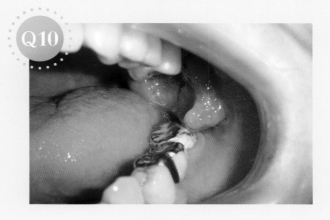

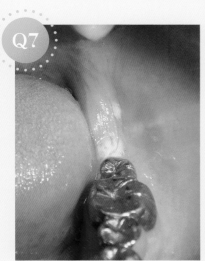

答えは35ページの下！

## さらに医療面接で情報を集める

　口腔粘膜疾患を見つけたとき、歯科衛生士が医療面接でチェックすべき事項は経過を含め、持続性、再発性、自覚症状の有無など現病歴です。いつから表れたか、痛みや出血、痺れ、運動障害の有無を把握しましょう。聞き方のテクニックとしては、決めつけることはせずに、初めは患者さんの言葉に耳を傾けることです。患者さんが表現に困っているときは、疾患に関する症状、所見を考慮し、ある程度、症状の表現の誘導も必要になります。知識編でお伝えした自覚症状などの疾患データ（P.11〜）をしっかり把握しておきましょう。

　つづいて、既往歴なども聞いていきます。喫煙、飲酒の有無、嗜好品や食習慣など、原因として何か思い当たることがないか？　また、全身疾患の部分症状として現れている可能性もあるため、皮膚病変や眼病変、内科的疾患などがないかも聞いておきましょう。服用している薬の副作用が原因となっている場合もあるため、服用薬の確認も必須です。

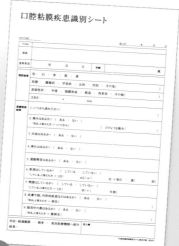

（巻末付録）

### 口腔粘膜疾患識別シート

口腔粘膜疾患を識別する際、なにを診ればいいか、なにを聞けばいいかがわかる＆記録できるシートをご用意しました。チェアサイドでご活用ください。

---

**Column**

### 喫煙、飲酒者は口腔がんに要注意！

　喫煙、飲酒は口腔がんのリスクファクターになるとされています[1]。2019年の厚生労働省国民健康・栄養調査では日本人の喫煙率は16.7％と報告されていますが[2]、筆者らの調査では、男性の口腔がん患者の喫煙率は82.9％、女性では35.9％と健常者にくらべ有意に高い結果でした。

　一方、飲酒に関しても、日本人の飲酒率は20.8％に対し、口腔がん患者の飲酒率は73.7％でした。口腔はアルコールと接触するため、最初の代謝産物であるアセトアルデヒドが直接口腔粘膜に作用して、あるいはタバコ中の他の発がん物質の溶媒として発がんする可能性があると考えられます[3]。

　FDIは2002年に「口腔がんは、タバコを完全に禁止することによりその発生と進行のリスクを大幅に減らすことができる。歯科医師や口腔衛生専門家が禁煙を勧めることでこれを支援することができる」と声明を出しています。患者さんと密接にかかわることのできる歯科衛生士こそ、禁煙を支援できる存在なのではないでしょうか。

---

## 記録した情報をどう伝える？

　これらの視診、医療面接から得た情報は、必ず歯科医師へ報告し、診断してもらいましょう。もちろん、この際、患者さんの訴え、自身で行った口腔内検査で得た情報をきちんと整理し、歯科医師に報告しなければなりません。「なんだか舌が痛いそうです」では、検査としてお話になりません。10本ノックで鍛えた皆さんなら、心配ありませんね。報告の際の大前提として、患者さんに対し不安を与えない会話（内容、言葉）や態度が大切です。歯科医師の診察前には患者さんには説明はせず「くわしくは先生に診てもらいましょう」と伝えるに留めましょう。

　それでは、実際の症例をもとに、みていきましょう。

# Case Report

実際によくある症例から2例を紹介します。どのように記録し、どう伝えるか、シミュレーションしてみましょう。

## 舌が痛く、口内炎がなかなか治らない……

Aさん

| 性別・年齢 | 男性・65歳 |
|---|---|
| 主訴 | 舌が痛い、口内炎が治らない |
| 既往歴 | 特記事項なし |
| 飲酒歴 | 1合/日/40年間 |
| 喫煙歴 | 20本/日/40年間 |
| 歯科既往歴 | 3ヵ月に一度、メインテナンスで通院している |

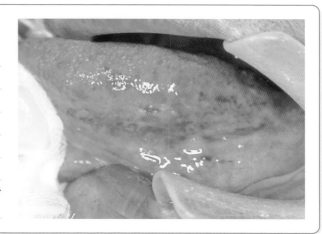

### 視診

● 左側舌側縁に10×12mmの口内炎がみられる
● 形態は凹状で、表面性状は粗造なびらん。周囲に境界不明瞭な白斑を認める。
● 周囲がやや膨隆、発赤している

### 医療面接

**患者** ここに口内炎ができてしまいまして……治るかなと思って放っておいたんですが、全然治らなくて困っているんです。

**DH** いつからですか？

**患者** この前のメインテナンスの後からです。

**DH** ということは……3週間前ですね。おつらかったですね。痛みはありますか？

**患者** 1週間前から痛みが強くなってきて、食事をすると血が出るんです。もしかして、これって口内炎じゃないんですかね？

**DH** あとで先生にくわしく診てもらいましょうね。痺れがあったり、動かしにくかったりはしますか？

**患者** それはありません。ただ、ここ、よく間違って噛んでしまっていたところなんです。

**DH** それは痛いですよね……。では、ちょっとお待ちください。先生を呼んできますね。

### 記録のポイント

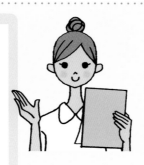

● 前回のメインテナンス時にはなかった10×12mmの左側舌側縁の口内炎
● 凹状で粗造、境界不明瞭な疾患像
● 3週間以上改善がなく、接触痛が強くなっている
● 易出血性の口内炎
● 周囲が発赤し、膨隆している

### こうやって報告しよう

「先生、Aさんなのですが、左側舌側縁に10mm大の口内炎が認められます。凹状で粗造、境界不明瞭な疾患像です。前回のメインテナンス時には認められず、3週間前に自覚されたとのことです。接触痛が強く、易出血性の口内炎で周囲に発赤と膨隆を認めます。スケーリングの前に状態を確認してください」

### 診断結果

　細胞診による検査の結果、パパニコロー染色にて Class III（悪性を疑うが確定的でない病変）であった。その後も潰瘍は改善しなかったため、2週間後に摘除生検。組織診による検査結果は、「扁平上皮癌」であった。

　その後、画像検査を行い、頸部リンパ節転移、遠隔転移は認めなかった。この病理結果を受け、禁煙、禁酒の指導を行った。その後タバコはやめ、酒も機会飲酒となった。現在、再発や転移はなく、経過良好。

# 舌に白いモノがずっとある……

Bさん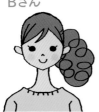

| 性別・年齢 | 女性・36歳 |
|---|---|
| 主訴 | 舌に白いものがある |
| 既往歴 | 特記事項なし |
| 飲酒歴 | なし |
| 喫煙歴 | なし |
| 歯科既往歴 | なし |

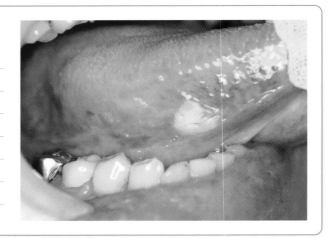

## 視診

- 右側舌側縁に8×10mmの白斑がみられる
- 形態は平坦状で、表面性状は平滑、境界明瞭で均一な白斑を認める
- 発赤はともなわない

## 医療面接

**患者** 舌に白いものができてしまって……。ずっと治らないなんて、変ですよね。

**DH** くわしく診察するため、お話を聞かせてくださいね。いつからできたか、覚えていらっしゃいますか？

**患者** 1ヵ月くらい前です。

**DH** 痛みや痺れがあったり、血が出たり、動かしにくかったりしますか？

**患者** う～ん……それはないですね。

**DH** わかりました。それでは、先生を呼んできますので、くわしく診てもらいましょう。

## 記録のポイント

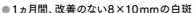

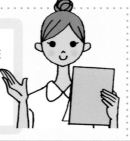

- 1ヵ月間、改善のない8×10mmの白斑
- 平坦状で、平滑、境界明瞭な疾患像
- 自発痛や接触痛、出血はない
- 発赤はともなわない

### こうやって報告しよう

「先生、Bさんなのですが、右側舌側縁に8mm大の白斑が認められます。平坦状で平滑、境界不明瞭な疾患像です。1ヵ月前より出現し、発赤はともなわず、自発痛や接触痛などの自覚症状もないそうです。状態の確認をお願いします。

## 診断結果

細胞診による検査をしたところ、パパニコロー染色にてClass II（異型細胞があるが、悪性所見はない病変）であった。

その後も改善せず、舌側縁の白斑の遠心部に薄い白斑を認めたため、患者と相談のうえ、切除術施行。組織診による検査結果は、「白板症」であった。現在、再発なく経過良好である。

# おわりに

知識編、実践編にわたり、口腔粘膜疾患を「白」「赤」「黒」「黄」の4色に分け、口腔粘膜の診方を中心に、歯科医師への具体的な報告法のしかたまで解説させていただきました。

今回お示しした症例は、診療所で出会う可能性のある患者さんです。ほかにも多くの口腔粘膜疾患が存在しますが、まずは「正常像」を知り、異変に気づくことができるようになっていただきたいと思います。

歯科衛生士は、歯科医院で最初に患者さんの口腔内を診る機会を持ちます。う蝕の有無や歯周組織ばかりに注意が行きがちですが、明日からの診療では、「口腔粘膜」にも目を向けてください。皆さんは、歯科治療の最前線にいるのですから。

〈引用文献〉
1. Wynder EL, *et al*. A study of the etiological factors in cancer of the mouth. Cancer 1957；10（6）：1300-1323. **PMID** 13489682
2. 厚生労働省. 令和元年国民健康・栄養調査結果の概要, https://www.mhlw.go.jp/content/10900000/000687163.pdf（2020年12月9日アクセス）
3. Maier H, *et al*. Effect of chronic alcohol consumption on the morphology of the oral mucosa. Alcohol Clin Exp Res 1994；18（2）：387-391. **PMID** 8048743

# 患者本人によるセルフチェックを勧めよう!

アメリカでは、2000年代初頭から患者本人による口腔内のセルフチェックが推奨され、バスの車体広告にも掲示されるなど一般市民に広まりました。一方で、日本ではそのような運動は進んでいないのが現状です。口腔がんは痛みをともなわない場合も多くありますのでセルフチェックが非常に重要です。具体的にどのようにチェックするか、患者さんに指導しましょう。

メインテナンスに来る患者さんは、もともと健康意識が高いはずです。このような方だけではなかなかセルフチェックが広まりませんので、患者さんに家族にも広めてもらうようお伝えするなど草の根活動が大切だと考えます。

## 口腔内セルフチェック法 ☑

最低でも1ヵ月に一度、鏡の前に立ち、自分でお口の中をよく観察しましょう。ポイントは、色と硬さ。おやっ?と異常を感じた場合は、逆側と比較してみましょう!

あら?

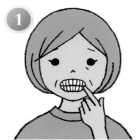

**①** 「いー」と言いながら、上下の前歯の歯ぐきと上くちびると下くちびるの見えている部分をチェック

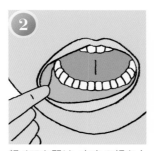

**②** 軽く口を開け、左右の頬を人差し指で引っ張り、頬の内側の粘膜をチェック

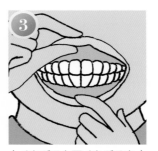

**③** 上くちびると下くちびるを人差し指と親指でめくり、内側の粘膜をチェック

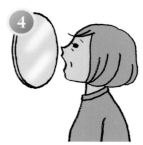

**④** 上を向き、上あごをチェック

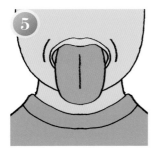

**⑤** 舌を「ベー」と大きく出して表面をチェック

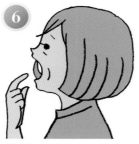

**⑥** 口を開けて舌先を上あごにつけ、舌の裏側、続いて顔を少し下に向け、下の前歯の裏側・歯ぐきをチェック

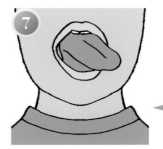

**⑦** 正面を向いて、舌を「ベー」と大きく出して舌の左右の脇(舌縁)を奥のほうまで念入りにチェック

特に舌縁は口腔がんの好発部位なので要注意です!

● 実際はどんな順番でもいいので自分の"ルーティン"を作りましょう! "1日"や"15日"など具体的な日にちを決めると継続しやすいです。

● 入れ歯の下に腫瘍が隠れていることがありますので、お使いの方はセルフチェックの際は必ず外して行いましょう。

# 感染症により口腔粘膜に症状が生じる疾患

　口腔がんではないものの、ウイルスや細菌の感染により口腔内外に症状を呈する疾患は多数あります。ここでは代表的な感染症について解説したいと思います。

## ウイルス感染症

### ① 単純ヘルペスウイルス

　Herpes simplex virus（HSV）による感染。通常、初感染は幼児期で、症状の現れない不顕性感染です。その後、知覚神経節に潜伏し、抵抗力の低下時に活性化し発症します。これを「回帰感染」といいます。

　口唇に小水疱が形成されるのを「口唇疱疹（図1）」といい、歯肉に小水疱が形成されるのを「疱疹性歯肉口内炎」といいます。小水疱が破れると、びらんとなり偽膜を形成し治癒していきます。

　診断は、血清検査によるHSV抗体価の上昇で行います。治療は、軽症の場合は抗ウイルス薬軟膏の塗布、重度の場合は抗ウイルス薬（アシクロビル、バラシクロビル、ビダラビン）の投与を行います。

**図1　口唇疱疹**

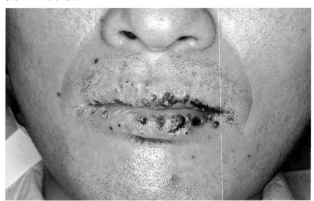

水疱形成に先立ち、皮膚にピリピリ、チクチクなどの違和感、かゆみ、ほてり、痛みなどを感じることがある。このような前駆症状の後、口唇などの一部が発赤し、その上に小水疱ができる。水疱が自潰し痂皮になり10日〜3週間くらいで症状が消失する。

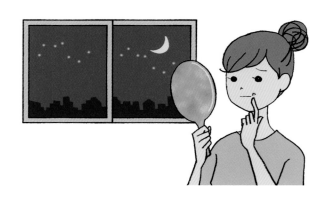

## ② 水痘・帯状疱疹ウイルス

Varicella zoster virus（VZV）による感染。初発感染は水痘で長期間潜伏の後、宿主の加齢、免疫低下にともないVZVが再活性化し、神経支配領域に限局して発症します。好発部位は三叉神経、肋間神経、坐骨神経で、歯科医院に通院する患者さんにおいては三叉神経第2枝、第3枝領域が多いとされています。つまり、上顎神経、下顎神経領域で具体的には上下唇、頬部皮膚に加えて口腔内にも発症するということです（**図2**）。症状は、水疱→びらん（強度疼痛）→痂皮を形成→治癒と経過していきますが、帯状疱疹後、疼痛に移行することもあります。

まれに顔面神経、膝神経節にVZVが潜伏し、「Ramsay-Hunt症候群」が発症します。耳介部の水疱形成、顔面神経麻痺、めまい、難聴、耳鳴が発症します。診断は、血清検査によるVZV抗体価の上昇で行います。治療は抗ウイルス薬（アシクロビル、バラシクロビル、ビダラビン）、消炎鎮痛剤の投与、抗菌薬の投与（二次感染の防止）、栄養・水分の補給（輸液）、含嗽です。

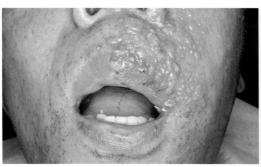 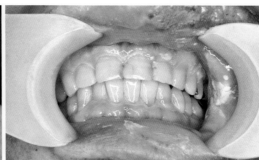

**図2 帯状疱疹**
初期段階には皮膚がピリピリするような痛みを感じ、時間経過とともに発赤や水疱形成などの皮膚症状が現れる。皮膚の症状に注目しがちだが、三叉神経に沿って症状が出るため口腔内にも水疱形成を認める。

## ③ コクサッキーウイルス

### ヘルパンギーナ

コクサッキーA群［特にA4、A10、A6］による感染。好発年齢は小児で夏季に流行します。口腔の後方部（口峡部）に好発し（**図3**）、小水疱を形成し、39℃以上の発熱を認めます。

治療としては、含嗽、消炎鎮痛薬（対症療法）で7日以内に治癒するとされています。

**図3 ヘルパンギーナ**

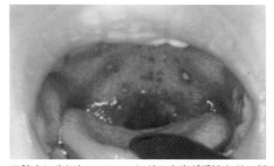

口腔内に生じた1〜5mmほどの水疱が唾液などの刺激で破れるため強い痛みを引き起こし、十分な飲食ができなくなることで脱水症状に陥ることもある。

### 手足口病
### （Hand, foot, and mouth disease；HFMD）

コクサッキーA6、A16、エンテロウイルス71による感染。口腔（口蓋部）、手、足に水疱を形成します（次ページ、**図4**）。高熱が出るというイメージがありますが、実際に発熱するのは3人に1人くらいの割合で、発熱があっても38℃未満の微熱ですむことが多いです。好発年齢は4歳以下で幼稚園や保育園など、幼児が集まる場所で集団感染することがあります。

治療は対症療法のみで、多くは自然に治癒します。まれに脳幹脳炎、急性弛緩性麻痺、肺水腫、爪甲脱落症、網脈絡膜炎などの合併症を生じることがあります。

**図4 手足口病**

手のひらや足の甲・裏、口腔内に小さな2～3mmほどの発疹ができるのが特徴。口腔内の発疹は、しばしば
自潰し口内炎になる。また、腹痛、下痢に加え、発熱や鼻水などの風邪に似た症状をともなうこともある。

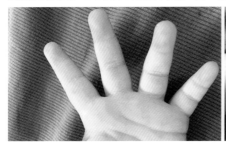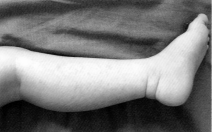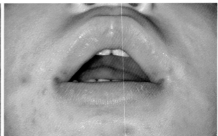

## ④ Epstein-Barr ウイルス

主として接触感染によるものです。潜伏期間は
30～40日間とし、初感染時は扁桃腺炎様の症状
をきたし、その後潜伏、回帰感染します。30歳で
90％以上が抗体を持っており、上咽頭癌に関与し
ています。成人が初感染すると、伝染性単核症とし
て発症します**(図5)**。

伝染性単核症の3大症状は、発熱、咽頭痛、リ
ンパ節腫脹であるとされています。別名Kissing
diseaseといい、接触感染(唾液感染)によって生じ
ます。アンピシリンは発疹を誘発するため投与して
はいけません。治療は対症療法のみで安静を心がけ
ましょう。

**図5 伝染性単核症**

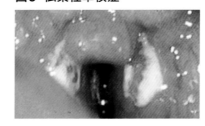

発熱を認めることが多く、通常の
風邪と比較して長く続く傾向があ
る。発症初期は「のど風邪」程度の
認識であったとしても、熱が長引
くことから医療機関を受診する方
も多い。扁桃には偽膜形成を認め、
口蓋は発赤が著明で出血斑を認め
ることもあり、咽頭痛をともなう。

## ⑤ 風疹・麻疹ウイルス

### 風疹

飛沫感染によるものです。比較的、軽度の感染症です。軽
度感冒様症状から微熱・発熱、全身発疹、リンパ節腫脹、関
節痛を生じ、口腔内はバラ色の口蓋斑点を生じることがあり
ます。3～5日ほどで寛解するため「3日はしか」といわれま
す。治療は対症療法で、ワクチンの接種が有効とされていま
す。

風疹ウイルスに免疫のない妊婦が妊娠初期に風疹に罹患す
ると胎児に感染がおき、先天性風疹症候群を生じることがあ
ります。3大症状は、心奇形、難聴、白内障です。

### 麻疹

空気感染・飛沫感染・接触感染によるもので、風疹と比べ
感染力が強いとされています。感冒様症状から始まり、発
熱から3日ほどで平熱に戻り、その後再度発熱(高熱)しま
す。これを二峰性発熱といいます。潜伏期間が7～14日あ
り、もっとも感染力が強いカタル期が3～4日とされ、38
℃前後の発熱が2～4日間続き、倦怠感をともないます。さ
らに上気道炎症状(咳嗽、鼻漏、咽頭痛)と結膜炎症状が現れ、
次第に増強します。

カタル期後半に頬粘膜に白色小斑点 Koplik斑(90％)が
生じ、3日間程度全身に紅色の発疹を生じた後、回復します。
合併症に肺炎、脳炎、中耳炎などがあります。治療は対症療
法でワクチンの接種が有効とされています。

## ⑥ ヒト免疫不全ウイルス

AIDSの原因ウイルス。ウイルスやウイルスに感染した細胞を含む体液（血液、精液、腟分泌液）と濃厚に接触することで感染します。ウイルスが体内へ侵入し、ヘルパーT4細胞上でCD4タンパクと結合し、細胞内に侵入してウイルス増殖とT4細胞の破壊を起こします。T4細胞減少、T4/T8細胞比が低下し、IL2減少のため重篤な免疫不全に陥ります。感染後、2〜3週から2〜3ヵ月で抗体陽性化し、無症候性キャリアとなり、AIDS関連症候群を経てAIDS終末像になります。感染から5年で15％、10年で45％発症するとされ、発症後は1年以内に50％が死亡するとされています。口腔内症状としては口腔カンジダ症、カポジ肉腫、毛様白板症な

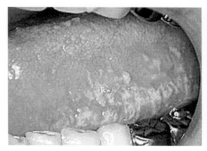

**図6 毛様白板症**

舌側縁に境界不明瞭で毛様の白色病変を認める。口腔カンジダ症とは異なり、ガーゼなどで拭っても取り去ることはできない。HIV感染者の5〜25.4％に認めるといわれている。

どを認めることがあります**（図6）**。治療は抗HIV薬の投与となります。

## ⑦ ヒト乳頭腫ウイルス

性行為感染症。DNAウイルス（300種類以上の型が存在）で種特異性が強く、種を超えて他の動物に感染することはありません。子宮頸がんの原因ウイルス（主にHPV16、18型）

として広く認知されていますが、上咽頭癌、口腔がんの発症にも関与しています。特徴として、乳頭状の腫瘤を形成し、ワクチン接種が有効とされています。

# 細菌感染症

## ① 結核（Mycobacterium tuberculosis）

飛沫感染、空気感染によるもので、ツベルクリン反応により診断されます。8割は肺結核で、特異性炎（肉芽腫性炎）の1つとされ、1950年まで日本の死因第1位でした。結核性リンパ節炎は感染初期に大型で可動性、無痛性のリンパ腫脹

が頸部に認められます。そのため、頸部に複数のリンパ節の腫脹を認める場合は結核を疑います。口腔内は粟粒大の結節が自壊して穿孔性潰瘍（結核性潰瘍）を形成します。治療はストレプトマイシン、リファンピシンの投与とされています。

## ② 梅毒（Treponema pallidum）

性行為感染症（水平感染）と先天性梅毒（垂直感染）があり、特異性炎の1つで、近年増加傾向にあります。経過は4期に分かれます。第1期は感染後約3週間で硬性下疳が生じ、第2期は感染3ヵ月で微熱や全身倦怠、全身に淡紅色の小斑点（バラ疹）が生じます。第3期は感染後約3年とされ、多発性の無痛性皮下結節（ゴム腫）、硬化性舌炎、口蓋にもゴム腫

が集まり潰瘍を形成し鞍鼻がみられることがあります。第4期は感染10年後、中枢神経症状が発現し麻痺性痴呆を生じます。治療はペニシリン投与とされています。先天性梅毒の3大徴候として、実質性角膜炎、内耳性難聴、Hutchinson歯が挙げられます。

**Q** 口内炎と疾患の見分け方が難しいです。何かコツ・特徴などはあるでしょうか？

**A** 　口腔粘膜の診方として、①主訴に惑わされない、②必ず視認する（義歯の不適合・義歯床下粘膜の疼痛の原因が歯肉粘膜自体にあることも）、③視認しにくい部位があることを把握しておく（有歯顎の上顎結節部、下顎舌側歯肉は見落としやすい）ということをおさえておきましょう。

　口内炎は直径2～10mmの円形または楕円形で表面は白く、周辺は赤くなっています。複数発生することも多く、普通は2～3週間程度で自然治癒し、残りません。悪性腫瘍を疑う潰瘍は周囲がやや膨隆、周囲に硬結があり、出血しやすいです。また、病変と周囲健常部粘膜との境界が不明瞭となっている場合は悪性を疑わなければなりません。見分け方ではありませんが、自覚してからの期間も重要です。2週間以上改善のない口内炎は悪性腫瘍である可能性が高くなります。見た目や症状などの比較を**表1**にまとめました。

## 表1　口内炎と口腔がんの比較

| | 口内炎 | 口腔がん |
|---|---|---|
| |  |  |
| 視診 | 潰瘍の形状・口内炎は赤く縁どられた円形の白い潰瘍 | 縁がギザギザしていて境目がはっきりせず、いびつな形をしている |
| 触診 | 潰瘍の周辺が赤くなる | 潰瘍周囲が硬いしこりとなる |
| 自覚症状 | 痛みを強く感じることが多い | 初期には自覚症状がほとんどなく、痛みも軽い場合がある。しかし接触により出血しやすい |
| 病悩期間 | 2～3週間ほどで完治する | 2～3週間以上治らない |

口内炎がよくできる患者さんへの対応（処置と気をつけることなど）が
知りたいです。

 全身疾患（ベーチェット病など）の一症状としての口内炎かもしれませんので、
再発を繰り返す場合は、医科への対診が必要となります。それ以外ではビタミンB
やC、亜鉛の不足が粘膜炎の原因といわれています。ベーチェット病では、外陰部
潰瘍、結節性紅斑様皮疹（紅く皮下に硬結を触れ、痛みをともなう）、ぶどう膜炎（眼
痛・充血など）があり、口腔内以外の特徴的な症状があります。再発性で多発性の
口内炎を訴える患者さんの場合、眼や皮膚の症状を確認しましょう。さらに、食生
活の偏りがないかもあわせて確認してみましょう。

　また、どのような原因であっても口腔内環境が悪いと、口内炎を含め口腔扁平苔
癬などさまざまな口腔粘膜疾患の治療を遅延させます。口内炎の部分に器具がぶつ
からないように注意しながらスケーリングを行いましょう。

P.24～25の答え（カッコ内は診断名）：A1.平坦状、粗造、明瞭（白板症）／A2.平坦状、平滑、明瞭（白
板症）／A3.平坦状、粗造、明瞭（白板症）／A4.平坦状、平滑、不明瞭（悪性黒色腫）／A5.凹状、潰瘍
状、不明瞭（扁平上皮癌）／A6.平坦状、中央は偽膜形成、やや不明瞭（びらん）／A7.平坦状、平滑、
明瞭（白板症）／A8.平坦状、粗造、明瞭（白板症）／A9.平坦＋丘状、粗造、不明瞭（扁平上皮癌）／
A10.腫瘤状、肉芽状、明瞭（扁平上皮癌）

# Book Guide

掘り下げ

本コーナーでは、本書の内容に関して、
もっと知りたい・学びを深めたいという方のために
幅広く役立つ参考書籍をご紹介します。

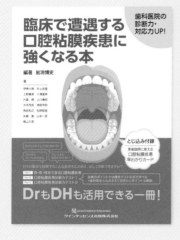

### 歯科医院の診断力・対応力UP!
## 臨床で遭遇する
## 口腔粘膜疾患に強くなる本

岩渕博史＝編著　伊東大典、井上吉登、上野繭美、小澤重幸、片倉 朗、上川善昭、木本茂成、
神部芳則、角田和之、松野智宣、矢郷 香、山本一彦、横山三菜＝著
2019年／クインテッセンス出版／116ページ（本体7,000円＋税）

「臨床で遭遇することの多い口腔粘膜疾患の診断と対応をテスト形式で学べ、おさえて
おきたいポイントが多くの症例写真とともに掲載されている。『歯科衛生士もおさえて
おきたいポイント』も解説されており、歯科医師だけでなくスタッフ全員で活用できる。
巻末には、患者説明に使える白板症、扁平苔癬など代表的な粘膜疾患の写真と解説文付
きの"口腔粘膜疾患 早わかりカード"がとじ込み付録として含まれている」（菅原）

---

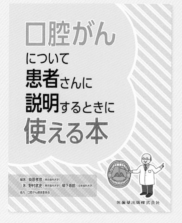

## 口腔がんについて
## 患者さんに説明するときに使える本

柴原孝彦＝編著　野村武史、柳下寿郎＝著
2020年／医歯薬出版／84ページ（本体3,800円＋税）

「『患者さんに伝えたい口腔がんの基礎知識編』と『かかりつけ歯科医に必要な基礎知識
編』の2つのセクションに分かれており、チェアサイドでの患者教育に役立つように平
易な表現と図表を多く用いている。歯科衛生士の皆さんにも必要な知識と併せて知識の
アップグレードをめざすための最新データも掲載されている」（片倉）

---

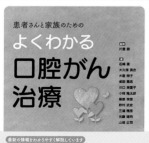

## 患者さんと家族のための
## よくわかる口腔がん治療

片倉 朗＝監修　石崎 憲、大久保真衣、大屋朋子、戎田篤志、川口三喜子、小林隆太郎、
柴原孝彦、野村武史、三浦雅彦、光藤健司、山城正司＝著
2019年／インターアクション／128ページ（本体1,300円＋税）

「口腔がんがどのような病気かを、一般の方、実際に口腔がんになった患者さんやその
家族に向けて執筆した書籍である。口腔がんの病態、ステージ分類、治療法については
もちろんのこと、口腔がん治療に利用できる高額療養費制度や口腔がん治療後の食生活
が詳細に掲載している。また、コラムとして口腔がん患者さんの体験記も掲載されてい
る。歯科衛生士の皆さんが口腔がんの疫学、症状、治療、治療後のケアまでを知るため
にも適している一冊である」（菅原）

# 口腔粘膜疾患識別シート

カルテNO.＿＿＿＿＿＿＿　　　　　　　　　　　　　　　　記入日：　　　年　　　月　　　日

| フリガナ | |
|---|---|
| 氏名 | |

| 生年月日 | 年　　　月　　　日 | 年齢 | 　　　　　　　　　　　　　　歳 |
|---|---|---|---|

| 視診結果 | 色：　白　・　赤　・　黒　・　黄 |
|---|---|
| | 形態：　　腫瘤状　・　平坦状　・　丘状　・　凹状　・　その他（　　　　　　　　　） |
| | 表面性状：　　平滑　・　偽膜形成　・　粗造　・　肉芽状　・　その他（　　　　　　　） |
| | 大きさ：　　　　　　　×　　　　　　　mm |
| 医療面接結果 | 1.いつから表れたか？（　　　　　　　　　　　　　　　　　　　　　　　　　　　） |
| | 2.痛みはあるか？　（　ある　・　ない　）<br>「ある」と答えた方 → いつから（　　　　　　　　　）どのような痛み（　　　　　） |
| | 3.出血はあるか？　（　ある　・　ない　） |
| | 4.痺れはあるか？　（　ある　・　ない　） |
| | 5.運動障害はあるか？　（　ある　・　ない　） |
| | 6.飲酒はしているか？　（　している　・　していない　）<br>「している」と答えた方 → 1日（　　　　　mL）or（　　　　　合）×毎日　・　週（　　　回） |
| | 7.喫煙はしているか？　（　している　・　していない　）<br>「している」と答えた方 → 1日（　　　本）×（　　　　年間） |
| | 8.皮膚や眼、内科的疾患などはあるか？　（　ある　・　ない　）<br>「ある」と答えた方 → 病名（　　　　　　　　　　　　　　　　　　　　） |
| | 9.服用中の薬はあるか？　（　ある　・　ない　）<br>「ある」と答えた方 → 薬剤名（　　　　　　　　　　　　　　　　　　　） |

| 対応：経過観察　・　検査　・　高次医療機関へ紹介 | 記入欄 |
|---|---|
| 結果： | |

# MEMO

## 【著者略歴】

### 片倉 朗(かたくら・あきら)

1985年 東京歯科大学卒業
1991年 東京歯科大学大学院修了(歯学博士)
2003〜2004年 UCLA 歯学部口腔外科・医学部頭頸部外科に留学
2008年 東京歯科大学口腔外科学講座・准教授
2008年 東京歯科大学大学院「がんプロフェッショナル養成プラン」コーディネーター
2011年 東京歯科大学 オーラルメディシン・口腔外科学講座・教授
2015年 東京歯科大学口腔病態外科学講座・教授
2019年 東京歯科大学水道橋病院・病院長

〈所属・役職〉
日本口腔外科学会(指導医)／日本老年歯科医学会(指導医)／日本口腔診断学会(指導医)／日本顎顔面インプラント学会(指導医)／日本有病者歯科医療学会(指導医)／日本口腔腫瘍学会(暫定口腔がん指導医)／日本顎関節学会(暫定指導医)／日本小児口腔外科学会(指導医)／日本口腔内科学会(指導医)／日本感染症学会(インフェクションコントロールドクター)

### 菅原圭亮(すがはら・けいすけ)

2004年 東京歯科大学卒業
2004年 東京歯科大学大学院歯学研究科(口腔外科学専攻)入学
2004〜2008年 独立行政法人放射線医学総合研究所客員協力研究員
2008年 東京歯科大学大学院歯学研究科(口腔外科学専攻)修了(歯学博士)
2009年 東京歯科大学口腔外科学講座・助教
2015年 東京歯科大学口腔病態外科学講座・助教
2015年 東京歯科大学口腔病態外科学講座・講師
2017〜2019年 東京歯科大学短期大学歯科衛生学科・准教授

〈所属・役職〉
日本口腔外科学会(指導医)／国際口腔顎顔面外科専門医[FIBCSOMS]／日本口腔科学会(認定医)／日本歯科薬物療法学会(インフェクションコントロールドクター)

## 【初出一覧】

知識編 口腔粘膜疾患を4色で知る！
「歯科衛生士」2017年4月号
どこをみる？ なにがわかる？　口腔粘膜疾患識別ガイド
[知識編]口腔粘膜疾患を4色で知る！

実践編 日常診療で確実にとらえるコツ
「歯科衛生士」2017年6月号
どこをみる？ なにがわかる？　口腔粘膜疾患識別ガイド
[実践編]日常診療で確実にとらえるコツ

患者本人によるセルフチェックを勧めよう！
感染症により口腔粘膜に症状が生じる疾患
書き下ろし

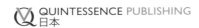

歯科衛生士ブックレット Vol.4

「なにか変?」に気づけるようになる
口腔粘膜疾患識別ガイド

2021年2月10日　第1版第1刷発行

著　　　者　片倉　朗 / 菅原圭亮
　　　　　　（かたくら　あきら　すがはらけいすけ）

発　行　人　北峯康充

発　行　所　クインテッセンス出版株式会社
　　　　　　東京都文京区本郷3丁目2番6号　〒113-0033
　　　　　　クイントハウスビル　電話(03)5842-2270(代表)
　　　　　　　　　　　　　　　　　　(03)5842-2272(営業部)
　　　　　　　　　　　　　　　　　　(03)5842-2278(編集部)
　　　　　　web page address　https://www.quint-j.co.jp/

印刷・製本　サン美術印刷株式会社